EAU

CONDAL-RUBINAT

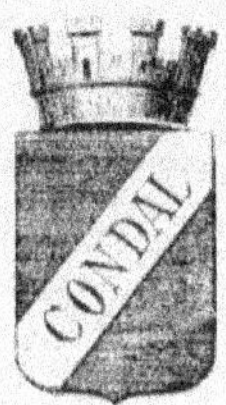

SEULE EAU DE RUBINAT

DÉCLARÉE D'UTILITÉ PUBLIQUE

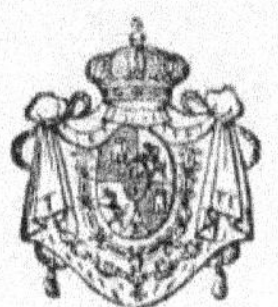

FOURNISSEUR DE LA MAISON ROYALE D'ESPAGNE

RAPPORTS ET CERTIFICATS

3e Série { Angleterre.
États-Unis.

PARIS

IMPRIMERIE V. GOUPY ET JOURDAN
RUE DE RENNES, 71

1889

EAU CONDAL-RUBINAT

Lettre du Docteur MORELL-MACKENSIE, M.-D., Médecin de l'hôpital de Londres et Médecin consultant de l'hôpital pour les affections de poitrine, Médecin de sa Majesté l'Empereur Frédéric III.

19, Harley Street, Cavendish square,
4 juillet 1887.

Mon cher Monsieur de Bofill,

Dans notre condition actuelle de culture, par les habitudes sédentaires, les erreurs dans le régime de vie, l'usage imprudent de stimulants et autres causes encore, il est arrivé que l'usage des laxatifs est devenu une nécessité pour la plus grande partie du genre humain, et l'expérience a démontré que, pour soulager la *primæ viæ* et exciter l'action du foie et autres organes digestifs importants, les remèdes les plus utiles sont les purgatifs salins. Pour cette raison, une grande quantité de ces sels ont une certaine vogue et s'emploient abondamment. Durant ces 25 dernières années j'ai eu pour habitude de recommander les eaux minérales de diverses sources, et, D'APRÈS MES OBSERVATIONS SUR LES EFFETS DE RUBINAT-CONDAL, JE N'AI PAS HÉSITÉ A DIRE QU'ELLE EST LA MEILLEURE DE CELLES QUI EXISTENT.

Seulement je dois dire que l'usage des purgatifs salins a un inconvénient; ils diminuent la force vitale et troublent le système nerveux, le jour où on les prend.

Dans ma pratique, cet inconvénient n'est pas applicable à l'eau *Rubinat-Condal, avantage qui la fait supérieure à tout autre purgatif analogue.*

Croyez-moi votre bien sincère,

Signé : MORELL-MACKENSIE.

1

Analyse faite par M. Charles R. C. Tichborne L. L. D., F. C. S.,
M. R. I. A., L. A. H. J., Membre de l'Institut chimique, Professeur de
chimie au collège de Médecine Carmichael, ancien examinateur de
Chimie à l'Université de Dublin, chimiste de l'école de pharmaciens
d'Irlande, Examinateur du gaz au Tribunal de Commerce, Ex-Président
de la Société Pharmaceutique d'Irlande, etc., etc.

Le 25 juillet 1887.

L'eau *Rubinat-Condal* est libre de toute matière organique
impure comme celles pouvant provenir de drainage ou d'autres
causes. Elle possède toutes les qualités d'une bonne eau purgative. Elle a une action énergique et certaine. Ses facultés
digestives sont principalement dues à la grande quantité de
sulfate de soude (*Glaubers salt*) qu'elle contient. Ce sel n'est
certes pas aussi désagréable à prendre que le sulfate de magnésie et paraît agir davantage sur le foie que le sel sus-nommé.
La petite quantité relative de sulfate de magnésie et de chlorure de sodium qu'elle contient rend l'eau plus sûre dans ses
effets. Elle n'a pas le goût amer généralement observé dans les
eaux magnésiennes. Ce manque d'amertume provient de la
petite quantité de sulfate de magnésie qui y est contenue et
également de ce que le chlorure de sodium modifie beaucoup
le goût amer.

C'est pourquoi je suis d'avis que l'eau *Rubinat-Condal*
remplit toutes les conditions requises pour une eau de cette
nature, à savoir : sûreté d'action et absence de matières impures
et organiques.

Nous pouvons également ajouter que sa valeur spéciale résulte
des grandes proportions de sulfate de soude qu'elle contient.

Elle est presque unique dans son genre, comparée à la plupart
des eaux minérales appartenant à la classe purgative.

Je crois qu'elle sera une eau de la plus grande valeur à
ajouter à notre liste des eaux purgatives.

A vous respectueusement,

Signé : Charles R. Tichborne, LL.D. F.C.S..

Rapport du Docteur MUREN, F. R. S., Ed., F. I. C., F. C. S., Analyste du Conseil de l'Asile Métropolitain, Analyste public des districts de Lambeth, Soutwark Bermondsey, Newington, Rotherhithe et Wandsworth et de la ville de Tenterden.

35, Kennington Road, London, S. E.,
16 juillet 1887.

Par la présente, je certifie que j'ai examiné un échantillon de l'eau minérale appelée eau *Rubinat-Condal*. Les résultats de cet examen démontrent que l'eau est au suprême degré exempte de toute impureté organique, et qu'elle a été soigneusement mise en bouteilles bouchées hermétiquement. Il n'a été fait aucune remarque défavorable, malgré un attentif examen microscopique.

Mon opinion est que c'est une excellente eau saline purgative, véritablement active et entièrement distincte dans sa composition des eaux purgatives hongroises, jusqu'à ce jour si généralisées ; car tandis que l'efficacité de ces dernières dépend principalement des sels de magnésie, celle-ci doit son activité au sulfate de soude.

Signé : John MUREN,
Ph. D., F. R. S. E., Ex-président de la Société des Chimistes publics.

Du Professeur Docteur Ernest SCHWENINGER, Médecin du Prince de Bismarck, Berlin.

Londres, 17 juillet 1887.

Je connais très-bien l'eau de *Rubinat-Condal*. Je la considère, pour le moins, égale à n'importe quelle eau naturelle, et elle a spécialement d'indiscutables qualités particulières à elle-même.

Signé : Prof. D' SCHWENINGER.

Extrait de *la Goutte et son rapport avec les affections du foie et des reins*, par le Docteur ROBSON-ROOSE (4e édition, page 11).

Le *Rubinat-Condal*, eau minérale espagnole, contient, comme du reste cela a été établi, une quantité considérable de sulfate de soude, et une très-petite quantité de sulfate de magnésie, et convient admirablement aux goutteux. En outre, elle n'a aucun goût amer, ce qui la distingue déjà de beaucoup d'autres eaux analogues ; elle ne déprime pas le système, et l'on peut impunément la boire pendant un temps illimité.

Docteur Henry W. WILLIAMS, M. D., C. M., L. R. C. P. E. D., Médecin inspecteur de l'hôpital des Phthisiques de la rue Margaret.

7, Chapel Place, Cavendish square, W.
19 juillet 1887.

J'ai une préférence pour cette agréable eau purgative. On peut toujours la prendre sans aucun danger. Elle est plus agréable que les eaux allemandes ou hongroises, et pour le moins aussi efficace.

Signé : Henry W. WILLIAMS,
M. D., C. M., L. R. C. P. S.

De W. A. SKINNER, Esq., M. R. C. S.

Londres, 55, Lower Belgrade street, S. W.
16 juillet 1887.

J'ai appris avec plaisir que vous cherchiez à ce que les eaux médicinales de *Rubinat-Condal* soient mieux connues. Il y a déjà près de quatre années que mon attention s'est fixée pour la première fois sur elles, et dans tous les cas où je les ai employées, les résultats ont été invariablement satisfaisants pour le malade et pour moi-même. Elle est d'une très-grande valeur dans les cas de désordres du rectum, hémorrhoïdes, etc., et ceci la place très-haut dans mon opinion.

Je souhaite un complet succès à vos efforts, et je suis très-sincèrement,

Votre tout dévoué.

Signé : W. A. SKINNER.

De J. AUGUSTUS COX, Esq., M. B., Londres, Chirurgien de l'hôpital pour les affections de la peau.

59, South Street, Park Lane, Londres.

J'ai trouvé dans le *Rubinat-Condal* un purgatif efficace et utile. La dose que l'on emploie est petite, et le goût n'est pas désagréable, comparé à celui des autres eaux. Sa richesse en sulfate de soude la fait particulièrement énergique dans certains cas, et la petite quantité des sels de magnésie qu'elle contient est un avantage de plus.

Traduit de *The Chemist and Druggist*, revue anglaise, page 172.

Londres, 6 août 1887.

Rubinat-Condal. — La semaine dernière nous avons fait un léger résumé au sujet de cette nouvelle *eau naturelle cathartique*, qui certainement arrivera à être une des plus généralement connues dans le commerce, et nous croyons intéressant de donner quelques détails relatifs à cette eau et à son développement. La source *Condal*, d'où cette eau provient, se trouve située à *Rubinat*, dans la province de Lérida, Espagne. Ainsi donc, la source procède des Pyrénées et passe près de *Cervera*, chemin de *Barcelone*. A des époques lointaines, au moyen-âge, cette eau avait sa renommée; la source était visitée par les pèlerins qui lui donnaient le nom de *fontaine miraculeuse*. Pendant une longue période on la perdit de vue, mais tout récemment on fit un examen de l'eau, et le résultat démontra qu'elle possédait des propriétés telles que l'on pouvait la placer parmi les eaux minérales populaires. D'une certaine façon, elle est unique: par exemple, elle n'est pas amère, parce qu'elle contient comparativement une petite proportion de sulfate de magnésie (222 grammes par galon). Le sel auquel elle doit principalement ses propriétés cathartiques est le sulfate de soude, duquel il n'y a pas moins de 6.536 grammes par galon, et en petite quantité se présentent d'autres sels de moindre importance. Sa composition la rend excellente pour le traitement de certaines affections, mais à ce sujet l'attention doit se fixer sur les certificats médicaux. Le docteur MORELL-MACKENSIE dit que c'est la meilleure eau qui existe, tandis que le DOCTEUR ROBSON ROOSE la considère comme toute indiquée pour les goutteux.

Extrait de la revue hebdomadaire *Hôpital Gazette*.

Londres, 2 juillet 1888.

L'*Eau Minérale Rubinat-Condal*. — On nous a soumis très-récemment un échantillon des eaux naturelles dérivées de la source *Condal*, de Rubinat, en Espagne, qui contiennent en moins grande quantité que d'autres le désagréable composé appelé sulfate de magnésie, et une plus grande de sulfate de soude. Les effets de cette eau sont tout ce que l'on peut désirer. Son action est rapide et ne cause ni troubles, ni autres conséquences désagréables. Nous pouvons sincèrement la recommander à ceux qui souffrent de constipation chronique ou à ceux qui, pour d'autres motifs, désirent assurer une évacuation des intestins. Nous la trouvons aussi excellente dans les cas de constipation, accompagnés d'embarras du foie, et dans la diathèse goutteuse. Nous prédisons à cette eau une vente importante dans ce pays, aussitôt que son mérite sera plus généralement connu par tous ceux qui exercent.

Lettre du Docteur Wood Smith, Glascow.

.....J'ai prescrit l'eau de *Rubinat-Condal* dans des cas de maladies du foie ; elle a produit les mêmes effets que les eaux analogues, mais avec des résultats plus satisfaisants.

Signé : Wood Smith, M. D.

Du Docteur Reynold W. Wilcox, M. D.

New-York, 690, Madison Avenue.

..... L'eau *Rubinat-Condal* est plus agréable et plus efficace ; elle occasionne peu de troubles dans les voies digestives, au contraire des autres eaux que j'avais employées jusqu'à ce jour.

Signé : Reynold W. Wilcox, M. D.

Du Docteur G. M. Hammond, M. D.

New-York, 37 West, 54th street
17 mai 1887.

Messieurs,

J'ai employé votre eau *Rubinat-Condal* pour en faire l'expérience, et je la trouve moins désagréable et plus efficace dans son action que les autres eaux que j'avais toujours prescrites.

Signé : G. M. Hammond, M. D.

Docteur Charles S. Macy, M. D.

New-York, 127, West Street.
15 avril 1887.

Monsieur,

..... Je la trouve parfaite et efficace et beaucoup plus agréable à prendre que n'importe lequel de tous les purgatifs que j'ai employés.

Signé : Charles S. Macy, M. D.

Du Docteur E. Guernsey-Rankin, M. D., New-York.

..... J'ai employé jusque maintenant votre eau avec grand succès dans ma clientèle privée. Je serais content de la voir introduire dans les hôpitaux.

A vous sincèrement,

Signé : E. Guernsey Rankin, M. D.

152, West Street.
New-York, le 12 novembre 1887.

Messieurs,

Après des essais répétés de votre eau *Rubinat-Condal*, dans des cas où l'état des malades demandait un laxatif, je suis heureux de dire que c'est de beaucoup la meilleure eau laxative que j'ai employée.

A vous sincèrement,

Signé : H. Dearborn.

Docteur Maus R. Vedder, M. D.

New-York, 600, Madison Avenue.
6 mai 1887.

Messieurs,

J'ai employé l'eau de *Rubinat-Condal* dans ma pratique ; je la trouve très efficace comme laxatif, et un excellent cathartique alcalin bilieux. Elle est efficace dans les cas de calculs dans la vessie, car, contenant une grande quantité de sulfate de soude, elle empêche la formation de la cholestérine.

Signé : Maus R. Vedder, M. D.

New-York, City, 112, East, 19th Street,
10 juillet 1887.

A la Compagnie de Rubinat.

80, Beaver Street.

Messieurs,

Les échantillons d'eau de *Rubinat-Condal* que vous avez eu la bonté de m'envoyer il y a quelque temps ont été amplement expérimentés, et j'ai l'honneur de déclarer que les résultats ont été entièrement satisfaisants. Son action a été rapide et généralement efficace. Mes malades de la City et de Brooklin l'emploient maintenant à la place de l'Hunyadi-Janos.

Affectueusement à vous,

Signé : M. G. RAEFLE, M. D.

Docteur G. H. GREENOUGH, M. D.

New-York, 397 East, 57th Street.
18 mai 1887.

Messieurs,

J'ai employé les échantillons que vous avez bien voulu me remettre de l'eau de *Rubinat-Condal*, à un usage raisonné et impartial. Mon opinion est qu'elle est la meilleure des eaux cathartiques. Exempte de tout goût amer, et la grande quantité de sulfate de soude qu'elle contient, voilà deux agents qui la rendent préférable à toutes les autres.

J'aurais le plus grand plaisir à la recommander à ma clientèle.

Signé : G. H. GREENOUGH, M. D.

The New-York Medical Journal.

New-York, le 27 octobre 1887.

A la *Rubinat C°.*

Messieurs,

J'accuse réception de l'envoi de votre eau minérale « *Rubinat-Condal* ». Autant que je puis juger de ses effets d'après mes observations limitées, je puis garantir que les recommandations de cette eau, publiées dans votre circulaire, sont parfaitement fondées.

Il n'y a pas de doute que l'eau *Rubinat-Condal* ne soit une addition à nos ressources thérapeutiques.

Bien sincèrement à vous,

Signé : Frank. P. FORSTER. M. D.

Du Docteur A. D. D. ROCKWELL, M. D.

New-York, 46, East, 34 St. Street,
12 juillet 1887.

Messieurs,

L'analyse de l'eau *Rubinat-Condal*, et spécialement la pré-pondérance du sulfate de soude, paraît indiquer une combi-naison d'une grande valeur. Pratiquement je l'ai trouvée ainsi, pour le trouble des opérations digestives, et pour le foie. Elle est à un haut degré supérieure aux eaux purgatives actuellement en usage.

Signé : A. D. ROCKWELL, M. D.

New-York, 79 East, 25th street.
25 mai 1887.

A la Compagnie de Rubinat.

Messieurs,

J'ai fait un essai attentif de l'eau minérale que vous m'avez envoyée, et je la considère comme un excellent purgatif salin, étant exempte de la saveur désagréable qui caractérise beaucoup de ces eaux, tandis que son emploi est suivi des effets les plus sûrs, dans tous les cas assignés aux purgatifs salins. Tels sont les résultats satisfaisants qu'il était raisonnable d'attendre, après avoir étudié sa composition chimique.

Signé : Chas. F. STOKES, M. D.

Du Docteur Leo Th. MEYER.

New-York, 557, 25 Avenue,
11 juillet 1887.

Messieurs,

J'ai analysé soigneusement votre eau de *Rubinat-Condal*, et je lui trouve d'excellentes qualités.

Signé : Dr Leo. Th. MEYER.

New-York, 313, W. 30th Street.
12 juillet 1887.

A la Compagnie de Rubinat.

Messieurs,

Ayant eu occasion d'employer votre eau *Rubinat-Condal*, je puis en témoigner d'une façon satisfaisante. L'effet a été très-prompt et très-efficace.

Signé : Pereira H. Mendez, M. D.

De C. W. Sanders, M. D.

New-York, 35 East, 35 Rl. street.
28 juin 1887.

Chers Messieurs,

Je puis maintenant dire, en toute assurance, que vous possédez la meilleure eau que je connaisse, comme purgatif suave et efficace, une eau agréable dans son action, sans produire de troubles. Dans mon cas personnel, j'ai été surpris de la petite dose nécessaire à produire l'effet, car j'ai pris seulement la valeur d'un petit verre à vin de *Rubinat-Condal*. En outre, je vous donne l'assurance de compter sur mon appui pour conseiller, non seulement à mes malades, mais encore à mes amis, de prendre l'eau *Rubinat-Condal*, de préférence à toute autre.

Je vous autorise à publier tout ce que j'écrirai ou ai déjà écrit au sujet de l'eau de *Rubinat-Condal*. Chaque jour, de nouveaux malades viennent me déclarer que cette eau surpasse de beaucoup les autres qu'ils ont prises, comme suavité et comme action efficace.

Signé : C. W. Sanders, M. D.

New-York, 234 East, 23 d. street.
19 juillet 1887

A la Compagnie de Rubinat.

Messieurs,

J'ai fait moi-même usage de l'eau *Rubinat-Condal*, et j'en suis très-satisfait.

Bien affectueusement,

Signé : John Devlin, M. D.

New-York, Hôpital de Bellevue, Collège Médical.
7 juillet 1887.

À la Compagnie de Rubinat.

J'ai reçu les échantillons de votre eau *Rubinat-Condal*, et je l'ai employée dans divers cas avec grand succès. Elle est beaucoup plus agréable au goût et assurément plus efficace que celle de l'Hunyadi-Janos.

Signé : HERMANN, M. Biggs, M. D.
58, East, 25th. Street.

Juge Ambrosio MONELL.

New-York, le 30 mars 1887.

Messieurs,

L'occasion que j'ai eu d'expérimenter les propriétés de l'eau de *Rubinat-Condal* m'a complétement satisfait, car c'est, dans son genre, la meilleure de toutes les eaux minérales qui se vendent ici. Elle produit les mêmes effets que les autres eaux de caractère similaire, et en même temps elle est exempte de leurs qualités désagréables.

Signé : Ambrosio MONELL, M. D.

New-York, 526, Fifth Avenue.
5 mai 1887.

Messieurs,

Je trouve l'eau *Rubinat-Condal* beaucoup moins désagréable au goût que celle de Hunyadi-Janos, et décidément plus rapide dans son action.

Signé : E. GUERNESEY, M. D.

New-York, 2082, Lexington Ave.
14 juillet 1887.

À la Compagnie de Rubinat.

Messieurs,

Mille mercis pour l'eau minérale *Rubinat-Condal*. Elle m'a donné un succès complet dans une indisposition que j'ai eue, et à l'avenir je l'emploierai pour ma clientèle. Elle n'est pas désagréable à prendre, elle est excellente et rapide dans ses résultats et la meilleure de toutes celles que j'avais toujours employées.

A vous sincèrement.

Signé : S. E. GIBBS, M. D.

New-York, 151 W., 18th Street.
1er juillet 1887.

A la Compagnie de Rubinat.

Messieurs,

Mille mercis pour l'eau minérale de *Rubinat-Condal*. Je la trouve très-satisfaisante pour son goût et pour son action. Je la recommanderai très-fréquemment à mes malades.

Bien affectueusement à vous,

Signé : Geo C. GAGE, M. D.

Du Docteur F. H. MEYER, M. D.

New-York, 63 West, 11th Street,
19 juillet 1887.

Messieurs,

J'ai employé l'eau de *Rubinat-Condal* dans deux cas d'une constipation obstinée ; dans l'un, avec un résultat positif, dans l'autre, avec assez de succès pour assurer un usage plus ample de cette eau. Je suis assez indépendant pour écrire qu'elle est destinée à remplacer toutes les autres que l'on avait employées jusqu'à ce jour.

Avec le plus grand respect,

Signé : F. H. MEYER, M. D.

Extrait du *New-York Medical Journal* du 5 novembre 1887.

Les Eaux Rubinat-Condal.

Ce nouveau digestif a maintenant été assez longtemps devant la profession américaine pour permettre de former un jugement quant à sa valeur.

Des rapports que nous avons reçus, et de nos propres observations, elle paraît être aussi efficace et recommandable dans ses effets que n'importe quelle eau minérale que nous connaissons. Elle semble avoir un avantage réel sur toutes, par la raison que son goût n'est pas aussi désagréable.

New-York, le 2 novembre 1887.

A la *Rubinat C°*.

Chers Messieurs,

J'ai fait emploi de l'eau de *Rubinat-Condal* dans ma pratique, et je la trouve supérieure dans beaucoup de cas à toute autre eau employée maintenant. Je suis heureux de la recommander.

Bien à vous,

Signé : J^{me} E. J. DAVIS, M. D.

112, Putmann Avenue,
Brooklyn, New-York, le 2 novembre 1887.

A la *Rubinat C°*.

L'eau *Rubinat-Condal* a donné entière satisfaction dans les cas où je l'ai employée, c'est-à-dire comme un laxatif efficace, lent et peu violent.

A vous sincèrement,

Signé : Jas. B. Bird, M. D.

A la *Rubinat C°*

Messieurs,

J'ai prescrit l'eau *Rubinat-Condal* en grande quantité, et je suis content de ses effets.

A vous sincèrement,

Signé : L. B. Boxos, M. D.
New-York.

128, Varich Street,
New-York, juin 1887.

A la Rubinat C°.

Messieurs,

J'ai employé l'eau *Rubinat-Condal*, elle a produit des effets parfaitement satisfaisants. Pendant plusieurs années j'ai souffert d'une constipation obstinée et de maux de tête qui m'obligeaient à prendre des pilules et de l'eau *Saratoga*. Je continuerai à employer votre eau dans ma pratique.

A vous sincèrement,

Signé : J. M. FENWICK, M. D.

Woman's Infirmary et Maternity Home of the City of New-York,
217, West, 19th street,
New-York, le 25 janvier 1888.

A la Rubinat C°.

Il y a presqu'un an que nos médecins principaux ont commencé à prescrire l'eau *Rubinat-Condal*, et avec des résultats tellement satisfaisants que tous les autres digestifs salins ont depuis été écartés en sa faveur. Dans les cas de constipation, son action a été spécialement excellente.

Signé : James C° BEILLY, M. D.
Directeur Médical.

1522, Park Avenue.
New-York, le 26 août 1887.

A la Rubinat C°.

89, Beaver street.

Messieurs,

J'ai ordonné de l'eau *Rubinat-Condal* à une cliente qui souffre d'une maladie chronique du rectum. Elle était dans deux de nos meilleurs hôpitaux, l'année dernière, et rien de ce qui lui fut ordonné ne lui donna autant de satisfaction. Depuis qu'elle est rentrée chez elle, elle a été obligée de l'employer continuellement.

Bien à vous,

Signé : Frank. P. FORSTER, M. D.

The New-York Medical College et Hospital for woman,
213, West 54th street,
New-York, 7 Novembre 1887.

A la Rubinat C°.

J'ai employé l'eau *Rubinat-Condal* dans quelques cas, pour nos malades, particulièrement dans les derniers degrés de la maladie chronique de BRIGHT, où rien qu'un digestif pouvait agir sur les intestins. Je trouve que votre eau minérale agit rapidement et avec moins de violence que la poudre *Ricoria* et les digestifs lents ordinaires.

J'ai montré l'eau minérale à nos principaux médecins et l'un d'eux m'autorise maintenant à en ordonner spécialement, surtout aux malades atteints de la maladie de BRIGHT.

Nous sommes respectueusement,

Signé : Ida, F. NOMIS, M. D., médecin permanent.

139, Washington Place.
New-York, le 6 octobre 1887.

A la Rubinat C°.

Messieurs,

J'accuse réception de votre eau minérale et je l'ai essayée ainsi que cela était indiqué. Le résultat est satisfaisant par sa promptitude et son efficacité. L'eau espagnole est, en outre, plus agréable à prendre que les eaux amères allemandes et hongroises.

Je la crois bonne surtout pour les affections du foie et rhumatismales, et pour les personnes qui, ayant le fonctionnement digestif faible, ont besoin d'un laxatif agréable à prendre, et fonctionnant mieux que tous les autres.

Croyez-moi, cordialement à vous,

Signé : James EGAN.

921, Collège Avenue Racine, Wisconsin,
Wisconsin, Janvier 1858.

A la Rubinat C°.

Messieurs,

Vos certificats sont tels, qu'ils devraient assurer une demande rapide de vos produits à la profession. Les attestations portant surtout sur des maladies spécifiées comme celle du D' Ida Norris, ne sont pas seulement de valeur, mais tout à fait vraies. Je vais plus loin et je constate que l'eau *Rubinat-Condal* soulagera toujours cette condition particulière des intestins que je pourrais appeler *congestion*. Dans votre circulaire, vous devriez appuyer sur l'application externe de l'eau dans la maladie « acné », et dans d'autres maladies du même genre, fait encore peu connu de la profession.

Il n'y a pas de doute quant au succès ultérieur de votre entreprise. La vente de *Rubinat* devrait excéder celle de « Hunyadi-Janos », comme elle est supérieure à celle susnommée en propriétés médicales.

Croyez-moi, etc.,

Signé : James EGAN.

68, Second Avenue,
New-York, le 9 décembre 1887.

A la Rubinat C°.

Messieurs,

Je suis heureux de pouvoir recommander l'emploi de l'eau de la source *Rubinat-Condal*. Plus on l'emploie, plus elle est prescrite par moi, et plus j'ai de plaisir à la recommander.

Je souffrais d'une attaque annuelle de goutte rhumatismale, et c'est la première année où j'ai échappé à l'attaque. Je l'attribue à l'emploi de l'eau *Condal*, certainement la meilleure eau apéritive sur le marché. Comme digestive, elle n'a pas sa pareille. Elle est complétement libre de tout goût désagréable ou d'effets irritants, et elle est de beaucoup supérieure à la célèbre eau *Hathorn* et *Congress*.

Respectueusement,

Signé : Archibald MACLAY, M. D.

306 West, 35th Street.
New-York, le 13 octobre 1887.

A la Rubinat C°.

Messieurs,

Les échantillons d'eau minérale que vous m'avez envoyés ont donné à l'essai un résultat satisfaisant. J'ai trouvé des malades qui ne pouvaient supporter un autre laxatif, et qui se sont trouvés fort satisfaits des effets de votre eau *Rubinat-Condal.*

Sa composition me fait croire que les personnes atteintes de la goutte et du rhumatisme goutteux y trouveront un préservatif très utile.

Bien à vous,

Signé : David WARK, M. D.

36, East 30th Street.
New-York, le 18 octobre 1887.

A la Rubinat C°.

Messieurs,

Les échantillons de l'eau *Rubinat-Condal* que vous avez eu l'obligeance de m'envoyer ont été employés par mes malades avec beaucoup de succès pour toutes maladies. Je serais très-content de la prescrire dorénavant.

Votre dévoué,

Signé : John. H. THOMPSON, M. D.
Médecin de l'hôpital « Hahneman », de l'hôpital de « l'île Wards »
New-York, City.

22, East, 11. Street,
New-York, le 17 octobre 1888.

A la Rubinat C°.

Messieurs,

En réponse à votre honorée du 11 octobre, je suis heureux de certifier que je n'ai pas seulement employé l'eau de *Rubinat-*

Condal dans ma propre famille, mais que je l'ai beaucoup prescrite à mes clients comme laxatif.

Dans un seul cas seulement, elle n'a pas convenu au patient. J'augure d'autant plus de ses propriétés pour cette raison, ainsi que le dit le proverbe latin « *Exceptio probat regulam* ».

Respectueusement à vous,

Signé : Howard PINKNEY, M. D.

40, West 47e street,
New-York, le 10 octobre 1887.

A la Rubinat Co.

Messieurs,

J'étais déjà familier avec les effets de l'eau *Rubinat-Condal*. Je l'ai trouvée très-satisfaisante dans ses effets. Je lui prédis une demande croissante et une grande prospérité.

Bien sincèrement à vous,

Signé : A. A. SMITH, M. D.

De E. E. MARCY, M. D.

De E. E. Marcy, M. D.,
353, 5th Avenue, New-York.

....L'eau *Rubinat-Condal* est la meilleure de toutes les eaux minérales purgatives et laxatives.

Signé : E. E. MARCY, M. D.

De A. RUPPANER, M. D.

Hoffmann-House, New-York.

A la Rubinat Co.

.... Vous méritez les remerciements de tous les médecins pour avoir mis l'eau *Rubinat-Condal* à la portée de tous les malades.

Signé : A. RUPPANER, M. D.

De Morris. H. Henry, M. D. L. L. D.

581, 5th Avenue, New-York.

A la Rubinat C°.

L'eau *Rubinat-Condal* est une eau laxative et purgative excellente, prompte dans son effet, et sans aucun des symptômes sérieux et douloureux de toutes ces eaux salines et purgatives que l'on emploie tous les jours.

Signé : Morris, H. Henry. M. D. L. L. D.

De Whitman V. White, M. D.

1522, Park Avenue, New-York.

A la Rubinat C°.

..... L'eau de *Rubinat-Condal* est des meilleures, je l'ordonne presque tous les jours.

Signé : Whitman. V. White, M. D.

De A. Russel Strachan, M. D.

25 East, 36th Street, New-York.

A la Rubinat C°.

L'eau *Rubinat-Condal* est la seule eau minérale purgative satisfaisante que j'ai jamais rencontrée.

Signé : A. Russel Strachan, M. D.

De Moreau Morris, M. D.

67 East, 54th Street New-York.

A la Rubinat C°.

..... Un état digestif avec éructations flatueuses et gazeuses d'une grande persistance, et qui a résisté pendant longtemps à d'autres traitements, a été radicalement guéri en employant l'eau *Rubinat-Condal* par petite quantité aux repas.

Signé : MOREAU MORRIS, M. D.

De HOWARD PINKNEY, M. D.

24 East, 41th Street, New-York

A la Rubinat C°

J'ai employé l'eau *Rubinat-Condal* dans ma famille, et je l'ai prescrite largement à mes malades comme un purgatif excellent,

Signé : HOWARD PINKNEY, M. D.

De David WARK, M. D.

386 West, 35th. Street, New-York.

A la Rubinat C°.

Les malades qui ne peuvent tolérer d'autre purgatif ont été très-satisfaits des effets de votre eau *Rubinat-Condal*. Ceux qui sont sujets aux attaques de goutte et aux rhumatismes goutteux la trouvent un utile préventif.

Signé : David WARK, M. D.

De E. C. DENT, M. D.

Medical Supt. New-York City, Lunatic Asylum.

A la Rubinat C°.

Je recommande volontiers l'eau *Rubinat-Condal* au public comme un purgatif efficace, supérieur à tout autre que j'ai employé.

Signé : E. C. DENT, M. D.

De A. HUNTINGTON, M. D.

Medical Director, New-York, Life Ins. Co.

A la *Rubinat C°*.

..... Sans aucune hésitation je déclare l'eau *Rubinat-Condal* la meilleure que j'ai jamais vue dans son espèce. Pour une eau de cette nature, elle possède à un haut degré toutes les qualités désirables.

Signé : A. HUNTINGTON, M. D.

De William SAVAGE, M. D.

119 East, 12th Street, New-York.

A la *Rubinat C°*.

L'eau *Rubinat-Condal* est un purgatif actif quoique doux. Cette eau est plus savoureuse que toute autre eau purgative que j'ai jamais prescrite.

Signé : Wm. SAVAGE, M. D.

De Chas. B. KELSEY, M. D.

25, Madison, Avenue, New-York.

A la *Rubinat C°*.

L'eau *Rubinat-Condal* procure un grand soulagement dans toutes sortes de maladies du rectum.

Signé : Chas. B. KELSEY, M. D.

De Geo VAILLANT, M. D.

147, East, 15th street, New-York.

Je considère l'eau *Rubinat-Condal* comme composition de beaucoup supérieure à l'Hunyadi-Janos. Dans mon propre cas (inaction du foie et diathèse goutteuse), son efficacité a été tout à fait phénoménale.

Signé : Geo VAILLANT, M. D.

De W. W. HEWLET, M. D.

Babylon, L. I, New-York.

À la *Rubinat C°*.

..... J'ai employé avec grande satisfaction l'eau *Rubinat-Condal* pour les enfants aussi bien que pour les adultes. C'est la meilleure eau minérale purgative que je connaisse.

Signé : W. W. HEWLET, M. D.

De John H. WHEELER, M. D.

519, West, 54th street, New-York.

À la *Rubinat C°*.

.....L'eau *Rubinat-Condal* est la meilleure eau purgative que j'ai jamais connue ou employée.

Signé : John H. WHEELER, M. D.

De O. T. SHERMAN, M. D.

375, Broome Street, New-York.

À la *Rubinat C°*.

..... Je suis convaincu que l'eau *Rubinat-Condal* est destinée à surpasser toutes les autres dans la profession et parmi le public. Je recommande cordialement son emploi.

Signé : O. T. SHERMAN, M. D.

De James NEIL, M. D.

1712, Madison Avenue, New-York.

A la Rubinat C°.

..... L'eau *Rubinat-Condal* est un purgatif beaucoup plus agréable au goût que toute autre eau analogue ; il est très-doux et efficace dans son action sur le système.

Signé : James NEIL, M. D.

De P. F. HOGAN, M. D.

641, 3d Avenue. Brooklyn. New-York.

A la Rubinat C°.

..... L'eau *Rubinat-Condal* possède sans aucun doute les propriétés thérapeutiques les plus remarquables. Elle est prompte dans son action et agréable au goût.

Signé : P. F. HOGAN, M. D.

De C. GAYLORD, M. D.

7, East, 46th Street. New-York.

A la Rubinat C°.

...... J'affirme que la *Rubinat-Condal* est supérieure à toute autre eau de son espèce que j'ai employée. Dans toutes les occasions où l'emploi de pareils agents est nécessaire, je recommanderai tout particulièrement la vôtre comme étant supérieure.

Signé : C. GAYLORD, M. D.

De N. L. NORTH, M. D.

108, Ross Street. Broklyn. New-York.

A la Rubinat C°.

Pour guérir la constipation, la *Rubinat-Condal* est certainement la meilleure des eaux minérales que j'ai jamais employées. Dans ce cas son efficacité bienfaisante est très-durable.

Signé : N. L. NORTH, M. D.

De F. M. TOWNSEND, M. D.

42, West, 21st Street, New-York.

A la Rubinat C°.

..... L'eau *Rubinat-Condal* agit beaucoup mieux que toute autre eau minérale que j'ai jamais employée.

Signé : F. M. TOWNSEND, M. D.

De H. S. DRAYTON, M. D.

775, Brordway, New-York.

A la Rubinat C°.

..... Je crois que les propriétés alcalines de l'eau *Rubinat-Condal* la rendent supérieure à l'Hunyadi-Janos, au Portland et au Carlsbad, comme un purgatif doux.

Signé : H. S. DRAYTON, M. D.

De HALSEY, L. WOOD, M. D.

2149, 6th Avenue, New-York.

A la Rubinat C°.

J'ai été très-satisfait du résultat de l'eau *Rubinat-Condal*. Son action est douce, certaine et exempte de toute fatigue.

Signé : HALSEY, L. WOOD, M. D.

Metropolitan Throat Hospital, New-York.

Nous avons reçu les bouteilles d'eau de *Rubinat-Condal* que vous avez bien voulu nous envoyer. Les témoignages qui sont donnés sur la valeur médicinale de cette eau, ne sont nullement exagérés.

Bien à vous.

Signé : G. B. HOPE, M. D.
Médecin traitant.

117, Saint-John's Place.
Brooklyn, le 30 novembre 1887.

A la *Rubinat* Cⁱᵉ.

Messieurs,

.....L'expérience clinique que j'ai faite de l'eau *Rubinat-Condal*, m'a donné des résultats fort satisfaisants. Je l'ai employée avec avantage dans des cas de catarrhe gastrique, et aussi par petites doses non-laxatives avant chaque repas. Elle remplace avantageusement toutes les autres eaux purgatives et laxatives.

Votre dévoué,

Signé : E. S. BUNKER, M. D.

165, Fifth Avenue.
New-York, 16 septembre 1887.

A la *Rubinat* Cⁱᵉ.

Messieurs.

.....J'ai ordonné le *Rubinat-Condal*, toutes les fois que j'ai trouvé son emploi nécessaire.

Signé : Alfred K. HILLS, M. D.

319, West, 54th Street.
New-York, le 29 août 1887.

A la *Rubinat* Cⁱᵉ.

..... Après avoir essayé votre eau Rubinat-Condal, je n'hésite

pas à déclarer qu'elle est supérieure à toutes les eaux purgatives que j'ai employées ou dont j'ai connaissance.

Respectueusement à vous,

Signé : John H. Wheeler, M. D.

1730, Broadway.
New-York, le 17 septembre 1887.

A la *Rubinat Cie*.

Messieurs,

Depuis plusieurs années je fais usage de préférence du
sulfate de soude, et je suis très-satisfait de l'avoir rencontré
sous une forme naturelle. Il est regrettable qu'elle n'ait pas été
introduite plus tôt. J'assure un riche avenir à votre exploita-
tion et je suis certain que l'on fera bientôt un grand usage de
l'eau *Rubinat-Condal* dans ce pays.

Respectueusement à vous,

Signé : Ephraïm Cutter, M. D., L. L. D.

205, West 35th Street.
New-York, le 13 octobre 1887.

A la *Rubinat Cie*.

Messieurs.

Les échantillons de votre eau minérale *Rubinat-Condal* ont
donné, après essai, les résultats les plus satisfaisants. Des
malades, qui ne pouvaient supporter aucun autre purgatif, ont
été satisfaits de son action.

Sa composition me laisse à penser qu'elle sera un précieux
préservatif pour les personnes qui souffrent d'attaques de goutte,
ou de la goutte rhumatismale.

Bien sincèrement à vous,

Signé : David Wark, M. D.

205, Raymond Street,
Brooklyn, le 20 septembre 1887.

À la Rubinat Cⁱᵉ.

.....La *Rubinat-Condal* est supérieure à toutes les eaux minérales purgatives que je connaisse : je l'emploierai avec préférence dans ma clientèle.

Bien à vous,

Signé : J. A. BRODIE, M. D.

420, M. C. Millau Street,
Walnuts Hills, CINCINNATI. O.

A la Rubinat C°.

Chers Messieurs,

J'ai employé l'eau *Rubinat-Condal*, avec les plus satisfaisants résultats, dans des constipations et dans des cas où les malades souffraient de maux de tête occasionnés par le dérangement des organes digestifs. Elle n'est pas seulement d'un effet très-efficace, agissant spécialement sur le foie, mais aussi elle est plus agréable à prendre que n'importe quelle autre eau minérale que j'ai employée.

Bien à vous,

Signé : A. J. MILES, M. D.

A la Rubinat C°.

80, Beaver Street.

Messieurs,

Je suis heureux de pouvoir recommander votre eau *Rubinat-Condal*. Je l'ai employée et essayée, et je la trouve préférable à l'eau « Hunyadi-Janos ».

Bien à vous.

Signé : E. V. HELFFERICH, M. D.
Cincinnati.

117, W. 8th Street, CINCINNATI.

A la Rubinat C°.

Je recommande chaleureusement l'eau *Rubinat-Condal*, comme un purgatif doux de grande valeur, spécialement dans les cas de constipation.

Signé : A. ROSENFELD, M. D.

281, W. 6th Street, CINCINNATI, O.

A la Rubinat Cⁿ.

Messieurs,

J'ai essayé personnellement l'eau *Rubinat-Condal*, et je l'ai trouvée d'un grand aide pour les organes digestifs de l'estomac. Je recommande de tout cœur son emploi.

Signé : Phil. T. WILLIAMS, M.D.

286, W. 4th Street, CINCINNATI, O.

A la Rubinat Cⁿ.

L'eau *Rubinat-Condal* est une excellente eau dont les résultats sont toujours satisfaisants.

Respectueusement,

Signé : O. D. NORTON, M. D.

311, W. 4th Street, CINCINNATI, O.

A la Rubinat Cⁿ.

L'eau *Rubinat-Condal* est un laxatif excellent, n'irritant pas, n'étant pas désagréable au goût, et agissant rapidement.

Bien à vous,

Signé : LAURENCE. C. CARR, M. D.

420, Mc. Millan Street, Walnut Hills, CINCINNATI, O.

A la Rubinat Cⁿ.

Chers Messieurs,

Je vous remercie pour les bouteilles d'eau *Rubinat-Condal* que vous m'avez envoyées.

Je dois avouer que je me considère comme votre obligé pour avoir bien voulu appeler mon attention sur un purgatif aussi excellent. Je continuerai à la recommander d'une façon toute particulière.

Respectueusement à vous,

Signé : S. STARK. M. D.
Office. 78, W. 8th street.

Hahneman Medical College and Hospital of Chicago.

B. S. Arnulphy, M.-D. Clinical Professor of Physical Diagnosis.

A la Rubinat C°.

Messieurs,

Je suis très-content d'apprendre que l'eau *Rubinat-Condal* ait trouvé son chemin dans ce pays. Je connais très-bien cette eau, ayant déjà eu l'occasion de l'employer quand je pratiquais dans l'ancien monde d'où je viens. C'est ainsi qu'il me semble avoir rencontré un ancien ami. C'est une eau remarquablement supérieure.

Bien sincèrement à vous,

Signé : B. S. ARNULPHY, M. D.

Docteur A. S. GARNETT, médecin en chef des sources chaudes de l'Arkansas.

Reçu le 3 mars 1887.

Messieurs,

Je trouve l'eau de *Rubinat-Condal* une des plus puissantes, ainsi que la plus agréable eau purgative saline de toutes celles que je connais. Sa grande prépondérance en sels de soude lui donne un réel avantage sur toutes les concurrentes. Je l'emploierai très-souvent dans ma pratique.

Signé : A. S. GARNETT, M. D.

James SLATER, Prop*r*.

The Berkeley, Cor. 5th Avenue & 9th St.
New-York, 3 octobre 1887.

A la Rubinat C.

80, beaver Street.

Messieurs,

J'ai fait un essai complet de l'eau minérale *Rubinat-Condal*, et je l'ai trouvée répondant à tout ce que l'on peut en désirer. Je me promets de grands profits de son usage, et je serais heureux en la recommandant à d'autres.

Bien à vous,

Signé : James SLATER.

130, Washington-Place.
New-York, le 6 octobre 1887.

A la Rubinat C.

Messieurs,

Je vous accuse volontiers réception de l'échantillon de votre eau minérale *Rubinat-Condal* ; je l'ai essayée suivant les indications mentionnées. Le résultat est satisfaisant dans sa prompte efficacité et le remède agréable dans son administration. L'eau d'Espagne, en effet, semble être meilleure que les eaux amères d'Allemagne et de Hongrie. Je crois qu'elle est surtout recommandable pour les affections du foie, pour la goutte, et pour ceux qui ayant les organes digestifs affaiblis ont besoin d'un laxatif agréable à prendre et opérant mieux que tout autre.

Votre dévoué,

Signé : O. G. SMITH, M. D.

The Madison, 25 Madison-Avenue.
New-York, 4 octobre 1887.

A la Rubinat C.

Messieurs,

.....Je trouve ses effets très-satisfaisants dans toutes les maladies du rectum pour lesquelles un laxatif modéré est indiqué.

Signé : Chas. B. KELSEY.

68, Second Avenue, New-York.

A la Rubinat C°.

L'eau *Rubinat-Condal* est certainement la meilleure eau apéritive naturelle qui existe dans le commerce.

Signé : Archibald MACLAY.

Wholesale Drugs, Buffalo.
New-York, le 14 février 1888.

A la Rubinat C°.

Messieurs,

Veuillez nous envoyer une autre caisse d'eau *Rubinat-Condal*. Les demandes, ainsi que nous le constatons, vont en augmentant, et nous ne doutons pas qu'elle ne se vende énormément dès que ses mérites seront connus.

Bien à vous,

Signé : Stoddart BROS.

2d Avenue et 19th Street,
New-York, le 28 février 1888.

A la Rubinat C°.

Messieurs,

J'ai le plaisir de vous informer que la vente de l'eau *Rubinat-Condal* augmente constamment; et si elle continue, dans l'avenir, à satisfaire la clientèle comme elle le fait à présent, elle surpassera toutes les eaux purgatives. Dès à présent, elle se demande comme le Hunyadi-Janos.

Vous souhaitant tout succès, et vous assurant de ma cordiale coopération,

Croyez-moi sincèrement,

Signé : Jno. H. ALLEN.

Mineral spring waters, Natural and Artificial,
33, Union Square.
New-York, le 29 février 1888,

A la Rubinat C^e.

Messieurs,

Les commandes d'eau de *Rubinat-Condal* sont excellentes pour une eau tout récemment introduite.

Respectueusement,

Signé : Hanburg SMITH.

954, Sixth-Avenue.
New-York, le 6 mars 1888.

A la Rubinat C^e.

Messieurs,

La *Rubinat-Condal* semble être devenue une favorite du public comme purgatif. Notre vente par là même augmente sérieusement, ainsi que vous pouvez du reste vous en apercevoir d'après les ordres que nous vous remettons. C'est, sans exception, la meilleure eau digestive que nous ayons.

Bien sincèrement à vous,

Signé : BOEDDIKER et WALTER.

Wholesale Druggists, 1001, 1003, 105, Market Street.
Philadelphie le 1er mars 1888.

A la Rubinat C^e.

80, Beaver Street, New-York.

Messieurs,

Nous avons reçu votre lettre du 28 écoulé. Nous croyons que l'augmentation de nos ordres et leur importance pour l'eau *Rubinat-Condal* est une très-bonne preuve de la quantité d'eau qui se vend.

En attendant votre réponse,

Respectueusement à vous,

Signé : FRENCH, RICHARDS et Ce.

59, Broard Street, Boston,
Boston, le 29 février 1888.

A la Rubinat C°.

Chers Messieurs,

La vente de l'eau *Rubinat-Condal* augmente sérieusement, et nous en attendons de bons profits. Elle se vend très-bien étant donné qu'elle n'est connue que depuis peu de temps.

Entièrement à vous,

Signé : WEST et JENNEY.

Hot Springs Drug Store,
Ark, le 17 mai 1887.

A la Rubinat C°.

Messieurs,

Nous avons un succès splendide pour la vente du *Rubinat-Condal*. Elle surpasse déjà chez nous celle de Hunyadi-Janos. Elle donne satisfaction à tous ceux qui en font usage.

Bien à vous.

Signé : EISELE et HOGABOOM.

Woonsocket, R. I., le 29 février 1888.

A la Rubinat C°.

80, Beaver Street.

Chers Messieurs,

Nous avons vendu une douzaine de bouteilles de *Rubinat-Condal* depuis que nous l'avons en magasin, pour chaque bouteille d'eau purgative de toute autre sorte. Nous pensons que la vente en sera excellente sur cette place.

Bien à vous,

Signé : ROUSSEAU et BROWN.

Oswego, le 24 février 1888.

A la Rubinat C°.

Chers Messieurs.

En réponse à votre demande de renseignements au sujet de

l'avenir de votre eau *Rubinat-Condal*, je puis dire que, depuis son introduction ici, j'en ai vendu beaucoup plus que de toute autre eau employée comme laxatif. Elle a trouvé presqu'universellement l'approbation de tous nos médecins.

J'ose affirmer que l'eau *Rubinat-Condal* est venue ici pour y rester.

Bien sincèrement à vous,

Signé : C. H. BUTLER.

Metropolitan Drug Store.
Oil City, Pa, le 1er mars 1888.

A la Rubinat C°.

Messieurs

Nous répondons à votre lettre du 27 courant. Nous n'avons pas vendu une seule bouteille de Hunyadi depuis que nous avons reçu le *Rubinat-Condal*, car il ne nous a pas été difficile de convaincre nos clients à en faire l'échange. Tous ceux qui l'ont employée disent qu'elle est étonnante. Nous croyons qu'elle remplacera toutes les vieilles préparations qui se trouvent sur le marché.

Respectueusement à vous,

Signé : COLBERT et C°.

Grand Rapids, le 11 février 1888.

A la Rubinat C°.

Chers Messieurs,

L'eau *Rubinat-Condal* a donné entière satisfaction dans tous les cas où elle a été employée. Je la considère comme la meilleure eau qui se trouve dans le commerce. Lorsque les médecins ont une fois essayé l'eau *Rubinat-Condal* ils la préfèrent à toutes les autres. Ce n'est qu'une question de peu de temps pour qu'elle se vende ici en grande quantité.

Respectueusement à vous,

Signé : E. R. WILSON.

Portsmouth, le 27 février 1888.

A la Rubinat C°.

Messieurs,

En réponse à votre lettre du 27, nous demandant de comparer le *Rubinat-Condal* avec les autres eaux, nous constatons que, quoique nous n'ayons jamais eu grande demande d'eaux minérales, votre *Rubinat-Condal* se vend mieux et donne plus de satisfaction que toute autre eau que nous ayons jamais eue. Nous n'avons pas vendu seulement une bouteille d'autre eau depuis que nous avons la vôtre en magasin. Nous croyons que c'est l'eau purgative de l'avenir.

Bien à vous,

Signé : Bilisoly et Langhorne.

Mass, le 28 février 1888.

A la Rubinat C°.

Messieurs,

Pour le peu de temps (et particulièrement pour la saison de l'année) où nous avons eu à faire avec votre eau, il n'y a pas de doute qu'elle ne soit venue ici pour y rester, et nous en prédisons une excellente vente pour le printemps prochain. Nous commençons déjà à nous apercevoir du résultat de la distribution des échantillons aux médecins qui semblent la prendre en faveur, et nous ne doutons pas qu'ils ne la prescrivent largement.

Respectueusement à vous,

Signé : H. et J. Brewer.

Racine Wis, le 29 février 1888.

A la Rubinat C°.

Chers Messieurs,

Nous avons reçu votre lettre et nous pouvons dire que partout et toutes les fois où votre eau a été employée, elle a donné la plus entière satisfaction. Notre médecin ici l'emploie, ou plutôt la prescrit très-souvent et nous la recommandons aussi souvent que nous pouvons.

Dans l'espoir que la vente de votre eau augmentera dans l'avenir comme elle a déjà été par le passé, nous sommes avec respect.

Signé : R. T. ROBINSON.

Danville, Va, le 6 mars 1888.

À la *Rubinat Cie*.

Messieurs,

..... L'eau *Rubinat-Condal* se vend mieux que n'importe quelle autre eau que je possède, et je ne vois aucune raison pour qu'elle ne continue pas à se vendre ainsi.

Bien à vous,

Signé : H. W. COLE.

Schenectady, le 6 mars 1888.

À la *Rubinat Cie*.

Messieurs,

Nous manquons entièrement d'eau. Veuillez nous en faire remettre au plus tôt. Nous prédisons une grande vente d'eau *Rubinat-Condal* dans un avenir prochain.

Bien à vous,

Signé : W. T. HANSON et Cie.

242, Grand River Ave.
Detroit Mich., le 29 février 1888.

À la *Rubinat Cie*.

Messieurs,

En réponse à votre lettre du 27 courant, je vous informe que mon opinion est que l'eau *Rubinat-Condal* se crée rapidement une route en avant. J'ai entendu un grand nombre de personnes en causer, et toujours avantageusement. Je crois qu'elle se vendra très-bien. Elle est bien lancée et se fait des partisans en toutes circonstances. Vous pouvez m'en remettre deux caisses.

Respectueusement à vous,

Signé : James W. CALDWELL.

Milwanke, le 29 février 1888.

A *la Rubinat C°.*

Messieurs,

En réponse à votre demande, je constate que la vente du *Rubinat-Condal* a été satisfaisante. Je crois qu'elle augmentera, car les malades qui l'ont employée la préfèrent à la Rokoczy, à l'Hunyadi et aux autres eaux purgatives allemandes et hongroises.

Signé : P. L. DOHMEN.

Atlantic City, N.-J., le 3 mars 1888.

A *la Rubinat C°.*

Messieurs,

L'eau *Rubinat-Condal* est bien appréciée, et les médecins l'emploient de préférence aux autres eaux purgatives. Je crois que sous peu de temps elle les remplacera entièrement.

Bien à vous,

Signé : T. M. GALBREATH.

Charleston, S. C., le 24 janvier 1888.

A *la Rubinat C°.*

Messieurs,

Vous m'obligeriez en m'envoyant encore deux caisses de 50 bouteilles d'eau *Rubinat-Condal* par chaque steamer. L'eau se vend ici très-bien et donne satisfaction. J'ai toute confiance de voir les ventes augmenter, ce qui me permettra de vous en demander une plus grande quantité chaque fois.

Je suis bien sincèrement,

Signé : C. F. PANKNIN.

Richmond V. A., le 3 mars 1888.

A la Rubinat C°.

Messieurs,

Nous avons le plaisir de vous informer que la vente de l'eau *Rubinat-Condal* est satisfaisante, et que récemment elle a dépassé celle de toute autre eau purgative. Etant donné le présent, nous croyons que la vente sera encourageante dans l'avenir.

Veuillez nous faire remettre ie complément de la dernière commande et vous obligerez

Vos tous dévoués,

Signé : Bodeker, brothers.

Pensacola, Fla., le 27 février 1888.

A la Rubinat C°.

Messieurs.

Je crois que nous pouvons espérer de bonnes ventes d'eau *Rubinat-Condal* dans l'avenir. J'ai remis les bouteilles d'eau avec les lettres aux médecins pour qui vous les aviez envoyées, et tout ce que je leur en ai entendu dire a été en sa faveur.

Je suis tout à vous,

Signé : C. O. Brosnaham.

Wilkes-Barre, Pa., le 23 février 1888.

A la Rubinat C°.

Messieurs,

Votre eau *Rubinat-Condal* semble être la favorite, ici, à présent, et je crois qu'aussitôt l'ouverture de la saison, elle sera l'*eau* par excellence. Je fais tous mes efforts pour la pousser.

Bien à vous,

Signé : M. F. Kirwan.

PARIS. — IMP. V. GOUPY ET JOURDAN, RUE DE RENNES, 71